DES INJECTIONS INTRAVEINEUSES

EMPLOYÉES

DANS UN BUT THÉRAPEUTIQUE

ET DE LEURS INDICATIONS

PAR

M. MAYET

PROFESSEUR A LA FACULTÉ DE MÉDECINE DE LYON

(*Communication faite à la Société nationale de médecine*)

LYON

ASSOCIATION TYPOGRAPHIQUE

F. PLAN, RUE DE LA BARRE, 12.

1891

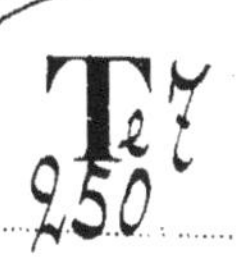

DES

INJECTIONS INTRAVEINEUSES

EMPLOYÉES

DANS UN BUT THÉRAPEUTIQUE

ET DE LEURS INDICATIONS

PAR

M. MAYET

PROFESSEUR A LA FACULTÉ DE MÉDECINE DE LYON

(Communication faite à la Société nationale de médecine.)

LYON

ASSOCIATION TYPOGRAPHIQUE

F. PLAN, RUE DE LA BARRE, 12.

1891

DES

INJECTIONS INTRAVEINEUSES

EMPLOYÉES DANS UN BUT THÉRAPEUTIQUE

ET DE LEURS INDICATIONS

Les injections intraveineuses employées chez l'homme dans un but thérapeutique peuvent être utilisées pour remplir trois indications :

1° Pour suppléer à l'insuffisance de la quantité du liquide circulant dans les vaisseaux par suite de déperdition considérable, soit du sang en totalité avec tous ses éléments, soit d'une notable proportion de sa partie séreuse.

2° Pour favoriser l'élimination de certains principes toxiques en faisant passer par les voies circulatoires et consécutivement par les reins une grande quantités de liquide qui les entraîne en les dissolvant et réaliser ce qu'on a appelé le lavage du sang, ce qui serait mieux nommé le lavage antitoxique de l'organisme.

3° Pour introduire dans les voies circulatoires et par le fait dans toute l'économie certaines substances médicamenteuses, afin de rendre leur action plus prompte et plus assurée.

Ayant surtout pour but de m'appuyer sur des faits positifs résultant de mon observation personnelle, je m'étendrai peu sur les deux premières méthodes, si ce n'est au point de vue du choix du liquide à injecter.

I. — *Injections intraveineuses destinées à suppléer à l'insuffisance du liquide circulant.*

Je ne veux pas étudier ici la transfusion du sang. Je dirai seulement qu'elle me paraît agir principalement en contribuant à rétablir les conditions mécaniques de la circulation, sans trancher ici dans le sens de l'affirmative ou de la négative la question de l'utilité qu'elle peut avoir en infusant des globules rouges pouvant remplacer ceux qui manquent.

Les injections de liquide artificiel en quantité relativement forte ont été employées comme moyen de suppléer à l'insuffisance du liquide circulant, soit en rendant au sang sa fluidité qu'il a perdue par le fait de l'élimination d'une grande partie de sa partie séreuse, soit en augmentant la masse contenue dans les vaisseaux. C'est le double résultat qu'on obtient en appliquant cette méthode au traitement du choléra asiatique.

Dans cette maladie, qui enlève principalement au sang une grande quantité d'eau, avec une notable proportion de ses principes albuminoïdes et salins, le nombre relatif des globules rouges devient très supérieur à la normale, la tendance naturelle qu'ils ont à s'empiler et à s'accoler entre eux est considérablement accrue, d'autant plus que leur stroma de globuline rapidement altéré devient colloïde et glutineux. La quantité moindre de liquide interposé entre eux contribue à les faire adhérer. La densité et la viscosité du liquide sanguin sont très accrues en même temps que le point d'appui nécessaire, que fournit à la contraction cardiaque et à la tonicité artérielle la masse sanguine diminuée, n'est plus suffisant.

Les injections d'une quantité relativement grande de liquide artificiel rendent au sang sa fluidité nécessaire et rétablissent les conditions physiques de la circulation.

La seconde indication a été surtout visée dans les injections salines faites pour remédier aux hémorrhagies abondantes et comme succédané de la transfusion.

Cette méthode dans le choléra paraît éminemment rationnelle. Sans doute le succès définitif, la guérison des sujets en état d'algidité a été assez rarement obtenue; mais il est certain que ce moyen n'a pas été employé dans un assez grand nombre de cas, qu'il l'a surtout été trop tardivement pour qu'on puisse le juger définitivement.

C'est à grand tort que Dujardin-Beaumetz, en 1873 (1), indiquait ce traitement comme uniquement applicable aux périodes ultimes du choléra. Cet emploi tardif n'aboutit qu'à le compromettre et à le faire condamner d'après des faits sans valeur.

Dans les cas graves, et à la période algide confirmée, il n'obvie qu'à certains accidents secondaires et n'agit pas immédiatement sur les phénomènes les plus menaçants qui consistent certainement dans l'action des principes toxiques sécrétés par le bacille-virgule, quoiqu'il puisse contribuer à en débarrasser l'économie comme nous le dirons plus loin.

D'ailleurs tous les observateurs qui y ont eu recours ont reconnu qu'au moins un soulagement notable en résultait, ce qui n'est pas à dédaigner.

Les observations citées par Dujardin-Beaumetz (2) et dues à Veathrill, Latta, Craigie, Gerwood et Adair-Lauric, Hodder, Lorain, où la guérison fut obtenue, nous montrent une transformation remarquable et rapide de l'état des malades, et même dans les cas de Dujardin-Beaumetz, Hérard et Oulmont, où les malades sont morts, ils ont tous éprouvé une amélioration momentanée après l'emploi du traitement (3).

Pendant l'épidémie de 1884, Hayem (4), quoique ayant fourni une statistique qui en apparence plaide médiocrement en faveur de la méthode (20 cas de guérison sur 100

(1) Soc. méd. des hôp., 10 sept. 1873, p. 321.

(2) *Loco cit.*

(3) Soc. méd. des hôpit., 2e série, t. III, p. 195 et 253, et t. X, p. 322.

(4) Acad. de médecine, 18 nov. 1884.

malades traités ainsi), en a en réalité tiré un très bon parti, si l'on tient compte de ce fait qu'il ne l'a appliquée qu'aux cas les plus graves et que parmi ceux-ci plusieurs malades ont présenté une transformation favorable immédiate et évidente après son emploi.

Il est vrai qu'à la même époque mon distingué collègue Bouveret (1) n'a obtenu qu'une guérison dans les sept cas graves où il en a fait usage, quoiqu'il ait appliqué cette méthode avec tout le soin et l'habileté possibles.

A ce moment, entraîné par des arguments théoriques insuffisants, influencé par l'opinion très contraire à ce traitement d'observateurs d'une grande autorité, entre autres mon éminent collègue Renaut, je n'y ai pas eu recours pendant l'épidémie de l'Ardèche.

Je serais actuellement beaucoup plus disposé à employer ce moyen de traitement depuis les expériences de Dastre que je citerai plus loin et depuis mes observations sur l'action des solutions salines sur les globules du sang.

Je me propose, si j'étais de nouveau appelé à traiter des cholériques, d'en user largement

Je crois d'ailleurs qu'il faudrait l'appliquer de bonne heure, injecter successivement des quantités de liquide beaucoup plus considérables que ne l'ont fait les médecins français. Hayem parle en effet de deux ou trois injections au maximum. Je voudrais qu'on les répétât jusqu'à cinq ou six fois par jour et même plus avec les précautions que j'indiquerai plus loin, et qu'on visât tout autant à pratiquer ce que j'appelle le lavage antitoxique de l'organisme qu'à obvier aux inconvénients de la concentration du sang.

Dans les cas favorables assez nombreux cités par les observateurs étrangers, la guérison a été obtenue après l'introduction de masses considérables de liquide.

Quant aux injections comme succédané de la transfusion après les hémorrhagies menaçantes, elles me paraissent

(1) Bouveret : Des injections intraveineuses d'eau salée dans le traitement du choléra. (*Lyon Méd.*, 9 sep. 1884 et numéros suivants.)

aussi justifiées. Cependant je n'oserais affirmer, faute d'expérience personnelle, qu'elles.puissent absolument remplacer la transfusion.

Mais il me semble que dans ces cas la principale cause de la mort réside bien plus dans le trouble profond des conditions mécaniques de la circulation dû à l'absence de tension, au défaut d'une masse liquide suffisante fournissant un point d'appui à la contraction cardiaque qu'au nombre trop réduit des globules sanguins.

Il reste toujours une quantité assez forte de ces éléments dans les capillaires et les veines pour entretenir provisoirement, faiblement sans doute, mais suffisamment l'hématose, jusqu'a ce que leur production dans les organes hématopoïétiques qui devient très active dans l'anémie post-hémorrhagique simple (voir expériences de Laulanié, publiées dans la thèse d'agrégation de Vinay) vienne remplacer ceux qui ont été perdus. Certains départements de l'arbre vasculaire où la progression du sang est plus ou moins lente et indépendante de la circulation générale, comme tout le système porte et surtout les diverticulums lacunaires veineux de la rate, les rameaux et capillaires péri et intra-lobulaires du foie ne se vident que très partiellement ou pas du tout pendant les pertes de sang portant sur d'autres vaisseaux et peuvent fournir principalement cette réserve.

Mon but n'étant pas de traiter à fond cette question de thérapeutique, je me contente de rappeler les nombreuses expérimentations favorables sur les animaux, les succès réellement remarquables obtenus en Angleterre et en Allemagne par cette méthode (1), et j'arrive à ce qui doit principalement m'occuper ici : le choix du liquide et son mode d'emploi dans les injections intraveineuses destinées à accroître la masse circulante dans les vaisseaux.

(1) Voir les observations de Kronecker et Sander, Bischoff, Kustner, Kocher réunies par Bull dans le *Medical Record* du 5 janvier 1884, et celles rapportées dans le *Bulletin méd. de la Suisse romande*, mars, avril, mai 1884.

La première idée qui est venue à l'esprit pour restituer au sang l'eau qui lui manquait a été d'injecter ce liquide pur dans les veines.

Il est certain qu'introduite rapidement et en forte quantité elle a un effet nuisible.

Elle produit une augmentation brusque de la tension dans le système circulatoire, altère les globules en contact avec elle avant qu'elle se soit suffisamment mélangée au sang, amène l'imbibition de tous les tissus et par conséquent modifie leur résistance, et cette action doit se produire en premier lieu et surtout sur les capillaires dont les conditions de vitalité sont changées et qui doivent presque fatalement se rompre. Aussi ne devons nous nullement nous étonner que Laborde (1), après l'injection intraveineuse d'un litre d'eau tiède chez un chien, ait amené la mort et constaté des hémorrhagies pulmonaires, des ecchymoses cardiaques, etc.

Par contre, une quantité même forte, mais non excessive, comme dans le cas précédent, est bien tolérée.

Charbonnel-Salle (2) a vu que l'introduction graduelle et lente d'une masse considérable d'eau dans la circulation (500 grammes, le tiers de la masse totale) n'a produit aucun accident, et il en a été de même dans les expériences de nombreux physiologistes.

Si nous considérons l'eau en elle-même, seule, il me paraît évident que sans entraîner d'accidents graves, quand elle est injectée peu à peu, elle doit altérer les globules en partie avant qu'elle se soit suffisamment combinée à la sérine du sang pour n'avoir plus sur eux d'action nocive.

Comme tous les observateurs, comme Dujardin-Beaumetz, Grancher, Hayem, Al. Schmidt, Ranvier, Rollet, etc., j'ai constaté qu'*in vitro* elle fait diffuser l'hémoglobine dans le plasma dilué, gonfle le stroma et lui enlève son élasticité.

Cette action est certainement moins marquée dans les vaisseaux en raison de conditions que nous étudierons plus loin,

(1) Société de biologie, 6 décembre 1873.

(2) Thèse de Lyon, p. 23.

et c'est ce qui explique que Lande, Magendie, Oré, aient pu introduire sans accidents notables attribuables à l'injection 550, 700 et 800 grammes d'eau tiède dans les veines de rabiques.

Al. Schmidt a insisté beaucoup sur le danger de l'introduction de l'eau pure dans les vaisseaux.

Dans ses expériences sur les animaux il a souvent constaté que ce liquide amène la diffusion de la matière colorante dans le plasma, et que ce principe, agent de l'hématose quand il circule uni aux globules, devient toxique dans ces conditions, agit comme excitateur de la coagulation du fibrinogène et produit des oblitérations vasculaires multiples.

En raison des dangers possibles de l'eau pure, on a cherché depuis longtemps quelles étaient les substances qu'il fallait lui ajouter pour obtenir un liquide inoffensif pour les hématies et on a songé aux sels divers qui font naturellement partie du plasma.

Sans insister sur ce point, de première importance en chimie biologique, je rappellerai ici quel rôle considérable jouent dans l'économie les sels alcalins et surtout le chlorure de sodium, le phosphate alcalin de soude et le bicarbonate de soude.

Les albuminoïes et spécialement la sérine nous offrent ce remarquable caractère qu'ils ne conservent leurs qualités chimiques utiles à la vie qu'unis à ces sels. La sérine qui en a été privée complètement par la dialyse n'est plus de la sérine. Elle a perdu ses propriétés essentielles.

Dans le sang, ces principes salins peuvent varier dans des limites assez larges sans altérer ses qualités, pourvu qu'ils soient dans un état suffisant de dilution aqueuse, et à leur présence est liée l'intégrité de ses éléments anatomiques, dont la condition naturelle de vie est le milieu albumino-salin.

Quelques sels alcalins isolés en solution étendue sont relativement conservateurs par eux-mêmes, mais ne le deviennent réellement que par leur combinaison avec la sérine.

De là la double indication de choisir pour les injections

salines intrasanguines ceux qui sont conservateurs au maximum par eux-mêmes et de les pratiquer dans les conditions voulues pour que la solution saline soit le moins longtemps possible en contact à l'état pur avec les éléments figurés du sang.

J'ai fait une étude de l'action des sels alcalins et alcalino-terreux sur les globules du sang, soit de ceux qui sont conservateurs, soit de ceux qui sont destructeurs, basée sur plusieurs centaines de préparations. Mes observations ont porté sur une quinzaine d'entre eux en solutions aqueuses à des titres divers exactement fixées, et employées chacune en proportions variables et déterminées, mélangées au sang immédiatement après sa sortie des vaisseaux.

Un résumé assez étendu de mes recherches doit paraître prochainement dans les mémoires de l'Association française pour l'avancement des sciences. J'ai constaté, confirmant en ceci les observations antérieures, mais en y ajoutant certains détails qui avaient jusqu'ici échappé aux expérimentateurs, que cinq sels pouvaient être considérés comme relativement conservateurs par eux-mêmes de la forme et jusqu'à un certain point des propriétés de ces éléments, à la condition qu'on ne dépasse pas dans la solution le titre de 1 de sel pour 100 d'eau, et que la solution ne soit pas mélangée au sang dans une proportion supérieure à partie égale.

Ces sels sont par ordre de faculté conservatrice : le chlorure de sodium, le bicarbonate de soude, le sulfate de soude, le phosphate neutre de soude, le sulfate de magnésie.

Je ne parle pas du chlorure de potassium, dont j'ai étudié le premier l'action, ce sel, très conservateur de la forme, ne pouvant pas être employé pour l'usage que j'étudie ici en raison de l'action toxique des sels de potasse.

Au degré de dilution et dans la proportion indiquée, ils ne favorisent dans aucun cas la dissociation de l'hémoglobine d'avec le stroma et sa diffusion, et les préviennent au contraire, ne produisant d'ailleurs ni la précipitation de la sérine qui y est absolument soluble, ni la coagulation du fibrinogène qu'ils empêchent au contraire.

Quant à leur action sur le stroma des hématies, on ne peut dire qu'elle ne soit parfaitement conservatrice. Ils le déforment tous plus ou moins, quelques-uns très légèrement ; ils lui enlèvent tous son élasticité, mais plus ou moins passagèrement. Il importe que cette altération légère ne persiste pas pour l'application qui nous occupe, car si leur rigidité était définitive elle les empêcherait de passer dans les capillaires très étroits de certains organes, ceux du poumon, par exemple, dont le diamètre est moitié moindre que celui de ces éléments, lesquels ne peuvent les franchir que grâce à leur ductibilité extrême.

Comme toutes les substances qui peuvent être introduites sans danger par absorption intestinale et sont bien tolérées par l'économie, les sels en question n'auraient pas le moindre effet nuisible s'ils pouvaient être introduits par voie veineuse dans le même état et au même degré de concentration et d'union facile avec les albuminoïdes du sang et dans les mêmes conditions de lenteur que quand ils pénètrent par les voies digestives.

Or ces conditions ne peuvent être absolument réalisées. Constamment les sels dilués, même les plus conservateurs, produisent une atteinte légère de la constitution intime des éléments, quand ils sont introduits directement dans le sang, parce qu'il est impossible d'éviter leur première impression, résultant du contact avant qu'ils ne se soient pour ainsi dire assimilés.

Cette modification n'est que passagère si le sel au titre indiqué n'est mélangé qu'à parties égales au sang, mais elle est permanente si le mélange se fait en grand excès. Le retour à l'élasticité première se produit dans le premier cas au bout de quelques minutes à un quart d'heure, très probablement quand la substance saline a eu le temps de s'unir intimement avec la sérine ou albumine du sérum, à laquelle elle n'était de prime abord que mélangée. Mais si la solution est en grand excès, le retour à l'élasticité première ne se produit en aucun cas. Plus tard, *in vitro*, ils sont tous altérants à des degrés divers, et quels que soient leur titre et leur proportion, mais ce point de vue ne nous intéresse pas ici, car cette action se réalise dans des conditions absolument différentes de celles où ils se trouvent après l'injection dans les vaisseaux.

Il y a des degrés très marqués entre les différents sels regardés comme conservateurs, au point de vue de la perte d'élasticité qu'ils impriment aux globules, c'est le chlorure de sodium qui la produit le plus passagèrement, le sulfate de soude vient après ; avec le phosphate de soude la rigidité persiste plus longtemps, ainsi qu'avec le sulfate de magnésie.

Mais, outre cette impression spéciale que produisent tous les sels les plus conservateurs, tout en ne déformant pas notablement les globules rouges, amènent néanmoins un léger changement de forme qui consiste dans un épaississement plus ou moins marqué, pour quelques-uns avec courbure plus ou moins prononcée, tendant à leur donner la forme en calotte. En reprenant leur élasticité, ils reviennent plus ou moins à leur forme première.

Ces déformations légères sont produites au minimum par le chlorure de sodium et le bicarbonate de soude, un peu plus marqué par le sulfate de soude et encore un peu plus avec le phosphate de soude, au maximum avec le sulfate de magnésie.

En résumé, pour ne parler que de l'impression première, la seule qui nous intéresse ici, c'est le chlorure de sodium qui exerce cette action au minimum sur les globules rouges surtout au titre dit physiologique de 0,50 à 60 °/₀ ou 6 sur 1000, avec lequel la perte d'élasticité est tellement passagère et la déformation si peu marquée qu'on peut considérer que ce sel permet dès que le mélange intime à la sérine s'est effectué complètement, le retour parfait des hématies à leur état normal.

Cela démontre son innocuité, déjà admise depuis longtemps, quoique les faits que m'ont démontrés mes observations n'eussent pas encore été décrits dans leurs détails.

Peut-être le bicarbonate de soude possède-t-il à peu près

au même degré ces propriétés conservatrices. Les quelques préparations que j'ai faites avec lui me le font penser; mais n'ayant pas encore étudié ce sel assez complètement, je m'en tiens pour le moment au chlorure de sodium au titre indiqué. Je dois ajouter à ce qui précède une hypothèse très plausible, c'est que dans les vaisseaux un autre facteur intervient encore pour neutralier toute atteinte portée à l'intégrité des hématies. De même que le contact avec l'endothélium vasculaire est un énergique obstacle à la coagulation du sang, par un mécanisme inexpliqué mais incontestable, de même cette influence contribue à maintenir les globules intacts.

Nous aurons à reparler de cette action en étudiant les injections médicamenteuses proprement dites.

L'action des sels en question sur les hématoblastes d'Hayem, ces embryons de globules en voie de développement et qu'il importe de ménager dans les injections intravasculaires au même degré que les hématies, puisqu'ils sont la source de leur rénovation physiologique, est très analogue à celle qu'ils exercent sur les hématies, et les divers sels peuvent être classés dans le même ordre à ce point de vue.

Enfin l'action sur les globules blancs, très conservatrice pour tous les sels que je viens d'examiner, plus que pour les hématies, appartient encore au maximum au chlorure de sodium à titre faible.

Le chlorure de sodium au titre de 0,50 à 0,60 °/ₒ est donc la solution de choix pour l'introduction dans les vaisseaux d'un liquide destiné à suppléer, soit à la déperdition exagérée du sang avec tous ses éléments, soit à la déperdition du plasma seul.

Est-il nécessaire d'y adjoindre d'autres sels ? Je ne le crois pas.

On s'est efforcé souvent pour les liquides destinés à l'introduction dans les veines de préparer une solution complexe comprenant tous les sels de plasma. Or ce prétendu sérum artificiel n'a jamais exactement la composition du complexus salin naturel, car on n'est pas absolument fixé sur l'état dans lequel se trouve les sels dans le sang et sur les combinaisons qui existent entre les éléments minéraux que démontre l'analyse. J'ai vainement cherché moi-même à résoudre ce problème. Ma solution était plus altérante des hématies que le chlorure de sodium faible.

Je ne crois pas que le sulfate de soude introduit au titre de 1 °/₀ dans la solution, comme l'a conseillé Hayem, soit utile. Tout au plus n'est-il pas notablement nuisible. Ce sel conservateur de la forme au premier moment enlève d'une façon plus marquée et plus longtemps que le chlorure de sodium aux hématies leur élasticité et doit être plus altérant en réalité, car leur transformation granulo-sphérique consécutive est plus rapide à son contact.

Le carbonate de soude souvent introduit à faible dose (0,50 à 1,50 p. 1000) m'a paru trop altérant pour qu'il soit utile même en proportion faible. A plus forte raison je condamne l'addition de la soude en nature quelque petite qu'en soit la quantité, quoique on l'ait proposée.

Je réprouve donc toutes les formules diverses de Latta, Hérard, Dujardin-Beaumetz, Lorain, qui adjoignaient au chlorure de sodium le phosphate et le carbonate de soude, et surtout celle de Christison admettant plus de 3 °/₀ de chlorure de sodium, très altérant à ce titre, et plus de 2 °/₀ de carbonate de soude plus altérant encore.

Le mode d'injection a une grande importance. La première condition est de pousser lentement le liquide.

Théoriquement, d'après mes observations précitées, le but qu'on devrait atteindre serait que le vaisseau injecté ne contînt jamais simultanément plus d'une quantité de solution saline égale à celle du sang qui y circule.

Dans une veine des membre la vitesse du sang est légèrement moindre de 10 centimètres par seconde. La quantité de liquide injectée en une seconde, occupant nécessairement la moitié du volume du vaisseau pour obtenir un mélange à partie égale, devra se mélanger à la moitié de la quantité de sang passant pendant le même temps dans un peu moins de

10 centimètres de longueur du vaisseau. Or, cette quantité pour la médiane basilique, par exemple, peut tout au plus être appréciée à 1 cent. cube par seconde, soit 60 cent. cubes par minute, et ce serait seulement la moitié de cette quantité, soit 30 cent. cubes (en admettant la capacité indiquée pour ce vaisseau) qu'il faudrait injecter en une minute pour obtenir un mélange à partie égale avec le sang.

Mais, nous l'avons dit, les conditions ne sont plus les mêmes dans les vaisseaux que *in vitro*, et si nous avons constaté que la proportion de partie égale est beaucoup plus conservatrice des propriétés des hématies qu'un excès (8 ou 10 pour 1 de sang dans nos expériences), entre 1 pour 1 et 8 pour 1, il y a des proportions intermédiaires dont l'action est en somme assez peu altérante et assez passagèrement, surtout en tenant compte de l'action de défense de la paroi vasculaire rendue si évidente par la tolérance relative des hématies pour des liquides beaucoup plus destructeurs comme nous le verrons.

Les expériences de Dastre (1), que nous aurons à citer plus loin à propos du lavage de l'organisme, ont prouvé que l'innocuité des injections salines intraveineuses demande pour condition essentielle la lenteur; mais les bases de calcul théorique de la quantité à injecter que je viens d'indiquer conduiraient à admettre une lenteur encore bien plus grande que celle qui serait basée sur ses expériences. Il a vu qu'entre 1 c. c. 18 minimum, et 3 c. c. 08 maximum par minute et par kilogramme d'animal, les injections avaient été innocentes et qu'à 4 c. c. 76 (mêmes conditions d'ailleurs) elles avaient été mortelles.

Ces chiffres appliqués à un homme de 70 kilog. donneraient 82 c. c. 60 et 215 c. c. 60 comme minimum et maximum par minute. En tenant compte des conditions de défense où se trouvent les hématies dans les vaisseaux et de l'inconvénient qu'il y aurait à maintenir trop longtemps un trocart dans la veine en appréciant à 50 cent. cubes par minute,

(1) *Arch. de physiol. normale et pathol.*, 1888, 4e série, t. 2, p. 93.

soit 200 en quatre minutes ou 300 en six minutes, la quantité de liquide à introduire en une seule injection, nous satisfaisons, je crois, largement aux conditions exigées par la prudence.

Cependant dans les cas de mort imminente par hémorrhagie où l'injection saline serait préférée à la transfusion, on devrait certainement procéder plus rapidement pour obvier sans tarder à l'obstacle qu'apporte la vacuité relative des vaisseaux à la circulation.

Le mélange avec la masse totale du sang se fait en tout cas avec une rapidité extrême, car dans l'état normal le sang met environ en moyenne 25 secondes d'après les expériences d'Héring et Vierordt à parcourir son cercle complet (sauf pour les parties relativement stagnantes comme le contenu du système porte), et malgré notre ignorance des conditions de la circulation dans les cas pathologiques il est certain que la diffusion est bientôt faite. Le sang est incessamment fouetté, le contenu d'une veine se mélange intimement et rapidement par collision avec celui qui arrive par le tronc où elle se jette, puis avec celui de toutes les veines afférentes, et dans l'oreillette droite avec celui de l'autre veine cave, ensuite par le fait de la contraction de l'oreillette et du ventricule droit par sa division dans l'arbre circulatoire pulmonaire et sa réunion dans l'artère pulmonaire, enfin dans sa distribution par les artères.

La quantité totale du sang étant de 5 kilog. environ, si le liquide introduit était mélangé instantanément, en supposant la quantité de 300 cent. cubes pour une injection, on voit combien serait faible la proportion de la solution saline relativement à la masse totale du sang.

D'ailleurs, il y a à déterminer beaucoup de points très superficiellement étudiés jusqu'à présent.

La lenteur, le volume d'une seule injection, le nombre des injections à répéter en un jour, varieront suivant les cas et suivant l'effet produit.

C'est une étude à faire et dans laquelle il faudra tenir compte d'une multitude de conditions encore inconnues.

Une des plus importantes est la proportion de l'élimination du liquide injecté par les reins.

Chez les cholériques et après une hémorrhagie abondante la sécrétion est suspendue ou considérablement diminuée.

Si la sécrétion se rétablit, et cela est probable pour les cas favorables, on pourra injecter des quantités beaucoup plus fortes en un nombre d'heures donné.

Les dangers de phlébite et d'introduction d'air sont absolument nuls avec les précautions opératoires que nous indiquerons.

Si le premier accident a pu déterminer la mort trois jours après la guérison d'un sujet atteint de choléra traité par ce procédé (cas de Miller cité par Dujardin-Beaumetz), c'est que cet auteur ajoutait à sa solution 0.gr. 10 °/₀ de carbonate de soude, sel trop irritant.

II. — *Injections intraveineuses destinées à favoriser l'élimination de certains principes toxiques.*

Le but qu'on doit se proposer dans cette application des injections intraveineuses est d'introduire dans les vaisseaux successivement une grande masse d'un liquide ne pouvant nuire en rien à l'intégrité du sang, ne pouvant offenser ses éléments anatomiques, qui puisse être facilement éliminé par la voie rénale et en quantité égale à celle graduellement et lentement injectée, qui dissolve les substances nuisibles et amène par le fait leur départ de l'organisme.

Cette méthode n'a pas été assez souvent appliquée chez l'homme pour être absolument jugée, mais les quelques cas où elle l'a été lui sont absolument favorables.

Le travail de Dastre et Loye (1) a démontré expérimentalement l'innocuité de ce procédé. Ils ont réalisé par ce moyen ce qu'ils ont appelé le lavage du sang, ce qui devrait être désigné plus justement, si on en faisait l'application à

(1) *Arch. de physiologie normale et pathologique*, 1888, 4e série, t. II, p. 93.

la thérapeutique, sous le nom de lavage anti-toxique de l'organisme, car le liquide injecté dilue le plasma et dissout les principes nuisibles non seulement dans le sang mais dans la lymphe avec laquelle il se diffuse dans les cellules de tous les tissus qu'elle imprègne, pour rentrer ensuite dans la circulation par les voies lymphatiques et passer au dehors par les reins.

Dans le mémoire de Dastre et Loye les conditions de leur emploi rationnel, la proportionnalité nécessaire à l'élimination rénale, les dangers d'une injection accroissant brusquement la masse en circulation, etc., sont bien déterminées. (Voir les chiffres cités plus haut.)

On remarquera avec Dastre que l'élimination rénale ne s'établit pas immédiatement et ne commence qu'après un retard variable, mais qui a eu jusqu'à une heure de durée après l'injection de 250 cent. c. chez un lapin.

Quand cette méthode sera appliquée à l'homme, il importera de fixer pour lui, comme Dastre l'a fait pour les animaux, la quantité maxima de liquide pouvant rester dans l'organisme sans danger avant que l'élimination en ait débarrassé l'économie en partie.

Admettant le chiffre maximum de 300 cent. cubes par injection comme pour le traitement du choléra, cela nous permettra d'apprécier au bout de combien de temps on peut y revenir.

La lenteur d'introduction devra être la même que dans ce cas.

Landerer (1) a expérimenté ce procédé sur des animaux. Les empoisonnant avec du chloral ou du chloroforme il les a sauvés par des injections de chlorure de sodium additionnée de 3.5 °/₀ de sucre (addition inutile d'ailleurs et peut être plutôt nuisible).

Ce moyen pourra certainement rendre de très grands services d'abord dans les acidents déterminés par les poisons du sang, les composés arsenicaux quelconques et surtout

(1) *Centralblat f. chirurg.*, n° 24, 1886.

l'hydrogène arsénié, l'acide sulfhydrique, l'acide oxalique, le chlorate de potasse, le nitrate de potasse, et dans l'intoxication aiguë par les sels mercuriels, les sels de plomb et, avec un degré d'utilité moindre, dans les empoisonnements par les alcaloïdes et la digitale.

Il pourrait, ce me semble, trouver peut être aussi d'utiles applications, même dans les états infectieux dus aux microbes pathogènes et dans certaines maladies infectieuses, la fièvre typhoïde grave, la variole et la scarlatine malignes, etc., l'infection putride traumatique ou puerpérale, où le principal danger provient des substances toxiques, des ptomaïnes, des toxalbumines, produits élaborés par le microbe ou le virus, ou résulte de la viciation des échanges organiques par leur action. Mais je ne parle de ces dernières applications que comme indications pour des expérimentations thérapeutiques qui devront en tout cas être pratiquées avec une prudence extrême et sur lesquelles un jugement définitif ne peut être encore prononcé. L'application la plus rationnelle et la plus prochainement acceptable est celle du traitement des empoisonnements.

En préconisant les injections intraveineuses dans le choléra, les premiers auteurs de cette méthode n'avaient pu songer à leur action de lavage antiseptique ; mais il est certain que leur utilité en les répétant suffisamment pourra être aussi bien due à cette action éliminatrice des produits microbiens solubles qu'à la suppléance de la partie liquide du sang.

III. — *Injections intraveineuses destinées à introduire dans l'économie certaines substances médicamenteuses.*

L'introduction intravasculaire et la dissolution du corps actif dans le plasma est la condition essentielle de l'action physiologique des médicaments.

Souvent il se produit une véritable combinaison chimique avec les albuminoïdes du sang et les sels alcalins. Le corps est porté avec la lymphe dans l'intimité des éléments anatomiques, laisse les uns indifférents et exerce sur d'autres, par choix ou élection, principalement sur certains éléments nerveux, et parfois sur ceux des muscles organiques ou des glandes les actions chimico-biologiques, la plupart encore absolument inconnues dans leur nature, origine des modifications physiologiques. Peut-être, parfois, comme le pense mon distingué collègue Soulier, y a-t-il simplement action par contact sans véritable action chimique.

Le sang est le véhicule nécessaire. Quand l'agent médicamenteux y est dissous on peut être sûr que l'imprégnation de l'organisme aura lieu. La missive sera confiée à un messager absolument fidèle, elle arrivera à son adresse.

C'est la voie d'introduction, d'absorption qui peut être infidèle.

La voie digestive est lente, trop souvent trompeuse, et de nombreux obstacles qu'il est inutile de rappeler peuvent la rendre tout à fait illusoire.

La voie rectale est une des plus sûres, mais souvent intolérante et l'on ne sait alors quelle est la quantité du médicament absorbée.

La voie sous-cutanée a réalisé un progrès énorme. Le médicament, s'il est toléré par les tissus et dissous, est fatalement introduit dans la circulation et son action est certaine.

N'est-il pas frappant de voir le vomissement se produire toujours (sauf dans les cas très rares d'organisme réfractaire à son action) un quart d'heure après l'injection d'un ou deux centigrammes d'apomorphine, la sudation suivre à coup sûr l'injection d'un sel de pilocarpine, et cette action être empêchée ou arrêtée non moins sûrement si l'on insère sous la peau 1 milligramme d'un sel d'atropine?

Ces exemples nous montrent le contraste le plus frappant entre les actions thérapeutiques positives résultant de l'introduction certaine dans le sang des substances bien définies, à action thérapeutique déterminée et la vieille polypharmacie des autres âges remplissant le tube digestif de substances hétéroclites dont elle connaissait rarement l'action, sans avoir aucune certitude réelle qu'elles arriveraient à leur adresse.

La voie sous-cutanée réalise le plus souvent tout ce qu'on peut désirer.

Est-il nécessaire d'en trouver une meilleure ? Je n'hésite pas à répondre par l'affirmative pour un certain nombre de cas rares sans doute, mais qui méritent d'autant plus de fixer l'attention qu'ils nécessitent l'intervention immédiate d'une thérapeutique active.

Il y a parfois indication d'introduire pour ainsi dire instantanément un médicament dans l'organisme pour arracher le malade à un danger imminent ou le soustraire à des souffrances intolérables.

Parfois ce médicament ne peut être introduit dans le tissu cellulaire qu'il irrite violemment et enflamme.

L'introduction dans les vaisseaux est encore un moyen plus sûr d'imprégner rapidement l'organisme des substances médicamenteuses que la voie sous-cutanée. Cette méthode avait été préconisée autrefois par Denis, mais elle avait été immédiatement à peu près universellement condamnée.

On la considérait comme dangereuse, exposant à la phlébite, à la formation de caillots emboliques, à l'introduction de l'air dans les veines ; complications pouvant toutes entraîner les plus graves dangers. Ce discrédit a paru encore plus justifié quand la méthode des injections sous-cutanées fut instituée. Il importe d'en appeler de cette condamnation absolue. Employée avec tous les soins voulus ce moyen est beaucoup plus innocent qu'on ne l'a prétendu.

Mes premières recherches avaient pour objet de rendre habituelle la pratique des injections intraveineuses pour l'administration des médicaments principalement les principes actifs alcaloïdes ou glucosides.

J'avais d'abord étendu ce procédé à d'autre substances. Dans un premier cas, chez une malade atteinte d'accidents nerveux variés et d'une intensité extrême, crises de céphalée et de gastralgie, et qui n'était soulagée que par le bromure de potassium, lequel ne pouvait absolument être gardé ni par l'estomac ni par le rectum, j'avais essayé son administration par la voie veineuse.

Avant ce premier essai je l'avais employé sur moi-même comme épreuve préalable, et je m'étais fait injecter dans la veine médiane céphalique 20 centigrammes de ce sel dissous dans 2 gr. d'eau sans éprouver le moindre malaise.

Quoique ma malade ait bien toléré trois injections, elle a refusé ultérieurement de se soumettre au même traitement et mes essais en sont restés là.

Depuis, j'ai mieux étudié l'action des sels sur le sang et j'ai reconnu que les indications des injections salines médicamenteuses proprement dites (je ne parle pas de celles que j'ai étudiées plus haut) ne se rencontrent presque jamais, et que la voie sous-cutanée pourrait être employée pour elles si on voulait les introduire sans passer par les voies digestives, ainsi que le prouve l'usage assez fréquent déjà qui en a été fait en Allemagne.

Je résolus de borner l'emploi de ce procédé à certaines substances actives, aux alcaloïdes et leurs sels, à la digitaline.

Je me basais d'abord sur ce fait que la voie veineuse, habituellement employée dans les études physiologiques des principes toxiques, n'avait entraîné dans un nombre considérable de cas aucun accident par elle-même (mise à part bien entendu l'action de la substance toxique), en tant que procédé opératoire.

Je me proposai d'en étudier préalablement l'action sur le sang des substances qui pourraient être introduites dans les vaisseaux. Ces études eurent principalement pour objectif de déterminer l'action sur les globules du sang, et, pour me mettre dans les conditions les plus démonstratives, je saturai d'abord des principes actifs à essayer une certaine quantité de sang et observai immédiatement au microscope les effets produits sur les hématies, puis les essayai en proportion moindre.

Les résultats de mes observations ont été publiés en

1883 (1). Je ne puis qu'y renvoyer ici et en résumer les conclusions.

J'acquis la conviction que si le sang saturé des alcaloïdes les plus actifs ou de leurs sels nous montre des modifications de forme et de consistance des globules dues à de légères modifications moléculaires, il en est très peu de réellement destructeurs, qu'on atténue proportionnellement ces actions en diminuant la quantité mélangée au sérum, et qu'en tenant compte de l'état de dilution dans lequel ils seraient introduits on pourrait considérer cette action nocive comme nulle dans les vaisseaux.

J'ai d'ailleurs déjà indiqué pour les sels que les globules dans le système circulatoire nageant dans le plasma physiologique ont une force de résistance aux causes altérantes qu'ils perdent en partie dans le verre à expérience.

On peut citer un fait frappant qui le prouve.

L'éther ou le chloroforme sont certainement introduits par absorption pulmonaire en quantité considérable dans le sang. Ces corps *in vitro* ont une action destructive énergique sur les hématies. Ils dissolvent partiellement et désagrègent la matière albumino-graisseuse qui constitue leur charpente.

Ils produisent cet effet, même en très petite quantité, même à l'état de vapeur.

Cependant ils ne produisent pas cet effet chez le vivant, même pendant les anesthésies prolongées. Par contre, si l'on saigne un animal à hémoglobine cristallisable, pendant qu'il est soumis à l'action anesthésique de l'éther, ses globules se désorganisent rapidement par le fait de la présence de ce corps dans le sang, dès que celui-ci est sorti de son milieu physiologique, et la matière colorante cristallise spontanément. Les globules étaient donc évidemment dans les vaisseaux défendus contre la destruction.

La résistance à la coagulation par les agents, qui d'habi-

(1) *Arch. de physiologie normale et pathologique*, 1883, 3e série, t. I, p. 374.

tude et au point de vue purement chimique déterminent ce processus, est encore un des caractères essentiels du sang dans les vaisseaux.

L'étude de cette résistance et des limites dans lesquelles elle peut se manifester a été faite encore très incomplètement.

Dans les vaisseaux, et même à un moindre degré *in vitro*, le sang a des propriétés chimiques tout à fait spéciales qui résultent principalement de la faculté remarquable des albuminoïdes de se combiner avec les substances étrangères à sa constitution habituelle, en formant des albuminates solubles qui masquent ainsi les actions nocives des principes altérants (dans une certaine limite bien entendu). C'est ainsi que les sels de mercure et de plomb peuvent circuler dans l'économie inoffensifs aux doses thérapeutiques, produisant aux doses toxiques des effets tout à fait différents de ceux qui résulteraient de la décomposition brutale des principes du sang.

Malgré cette remarquable propriété de défense nous devons tenir compte des altérations que nous montre ce liquide *in vitro* dans les applications au procédé des injections intraveineuses, parce qu'au moment de l'injection et du mélange avec le liquide sanguin la combinaison préservatrice n'est pas effectuée immédiatement.

Nous avons étudié assez longuement plus haut les conditions du mélange d'un liquide introduit dans les veines avec la masse sanguine totale pour ne pas y revenir longuement ici à propos des injections médicamenteuses. Si les solutions salines dont le volume est considérable se mélangent avec une rapidité extrême à toute la masse sanguine en raison de la vitesse de la circulation, de façon à n'avoir pas à redouter une concentration trop grande du liquide introduit dans la circulation générale, à plus forte raison en est-il ainsi pour les solutions médicamenteuses, toujours de volume beaucoup plus faible.

Ce qui est à considérer est donc principalement l'effet altérant que pourrait produire la substance introduite sur le sang contenu dans la veine où se fait l'injection, action qu'on peut réduire au minimum par l'introduction très lente du médicament et par sa dilution suffisante.

Malgré ces considérations, je reconnus que la voie sous-cutanée offrait dans l'immense majorité des cas un moyen très suffisamment sûr et rapide d'introduction, sauf pour quelques cas exceptionnels que je vais indiquer.

1° Un accès paludéen pernicieux menaçant immédiatement la vie, je n'hésiterais pas à introduire lentement et en solution relativement étendue un sel soluble de quinine dans les veines, le bromhydrate et préférablement le lactate que Vigier (1) a démontré être le sel le plus soluble et le mieux toléré par les éléments anatomiques. Chez un paludéen en état d'algidité voisin de la mort, chez lequel on peut supposer avec beaucoup de probabilité que l'absorption sous-cutanée est plus ou moins enrayée, on serait, je crois, autorisé à emprunter la voie la plus directe et la plus sûre. J'ai pu me convaincre, en effet, dans un cas que les injections sous-cutanées de sels de quinine ne sont pas aussi dépourvues d'inconvénient qu'on le dit. Je les ai vues chez un malade déterminer une inflammation très vive, et il est certain que cette action phlogogène ou exsudative serait un obstacle à l'absorption et au moins un retard alors qu'il faut agir sans perdre une minute.

Mes études sur l'action des sels de quinine sur le sang n'ont porté que sur le bromhydrate et le sulfate, mais j'ai pu me convaincre que si à dose massive en en saturant le sang ils imprimaient aux éléments des déformations caractéristiques (gonflement du stroma sans destruction) ; il ne s'agissait pas là d'une action profondément offensive qui serait certainement très peu marquée avec des solutions étendues, en tenant compte du mélange protecteur rapide avec la sérine et de la défense qu'apporte le milieu vasculaire à la destruction des hématies.

2° Un malade ayant ingéré une substance toxique, encore

(1) *Gaz. hebd.*, 1885, p. 403.

contenue en grande partie dans l'estomac, on sait que la première indication à remplir rapidement est de provoquer le vomissement. Or, cela est parfois d'une difficulté extrême. Il est souvent impossible de rien faire avaler au sujet, la titillation du pharynx est impuissante ; les vomitifs administrés par la sonde œsophagienne sont sans action, et en tout cas agissent trop lentement. Le malade, dans un état d'agitation extrême, comme cela s'observe parfois dans l'alcoolisme aigu ou en proie aux convulsions strychniques, ne nous permet pas d'introduire la sonde. La ressource de la pompe stomacale et du lavage de l'estomac qui peut rendre et m'a rendu parfois de très grands services dans ces cas, manque au médecin. L'apomorphine, ce médicament si précieux pour provoquer le vomissement par voie sous-cutanée n'agit pas assez vite. Une première injection sous-cutanée, n'a pas eu d'effet. Je n'hésiterais pas dans ce cas à en administrer une nouvelle dose par voie veineuse. Cet alcaloïde est, en effet, peu altérant des hématies et borne son action à un gonflement marqué des éléments, à plus forte raison fortement dilué et à dose faible peut-il être considéré comme sans action nuisible.

3° C'est le chloral qui nons présentera surtout et le plus souvent l'indication d'être injecté directement dans les voies circulatoires, car son action irritante et phlogogène contre-indique absolument son introduction par voie sous-cutanée.

Vulpian (1) a expérimenté chez les chiens les injections de chloral dans le tissu cellulaire et a toujours observé des phlegmons gangréneux, des décollements étendus. Il est vrai qu'il employait des solutions trop concentrées, mais on se demande comment il serait possible de faire absorber ainsi, si on l'employait dilué, les quantités considérables de solution qu'il faudrait introduire.

Relativement à lui j'ai une expérience personnelle suffisante, non seulement de son action sur le sang, mais de

(1) Académie de médecine, 2 juin 1874.

son emploi chez les malades pour être affirmatif à ce sujet. Les cas que je vais exposer me serviront à bien préciser les indications et les préceptes à suivre dans son emploi :

Ils sont au nombre de quatre.

L'un pourrait être invoqué contre la méthode, je le rapporterai avec impartialité en montrant que le chloral intraveineux n'a peut-être été dangereux et funeste chez ce seul malade qu'en raison de mon inexpérience des conditions à réaliser pour le rendre innocent.

On connaît le premier auteur de la méthode des injections intraveineuses de chloral, expérimentateur hardi, parfois téméraire (1).

Oré prétendait faire de ce moyen un procédé pratique d'anesthésie, et l'employait dans des conditions qui peuvent parfois réellement le rendre dangereux.

Il injectait une solution de 1 gr. sur 3, et même au début de 9 gr. sur 10. Il obtenait un sommeil prolongé plusieurs heures et calme avec une anesthésie absolue.

Quoique ses trois premiers malades n'aient présenté aucun accident, sa communication à l'Académie de médecine souleva contre sa méthode un *tolle* général.

Vulpian (2), après expérimentation de ces injections sur les animaux, constata de l'albuminurie et de l'hématurie et dit qu'il faudrait diluer au double la solution. Nous verrons qu'il faut un degré de concentration encore bien moindre.

Oré rencontra en Belgique deux adeptes convaincus, Deneffe et Van Vetter (3) qui firent, par le procédé d'Oré, 36 anesthésies pour des opérations diverses et constatèrent comme lui un sommeil profond, calme, prolongé, une anesthésie parfaite.

Un seul cas funeste, isolé, mais assez démonstratif, prouva cependant les dangers que peut avoir la méthode dans les conditions où elle était pratiquée.

(1) Société de chirurgie, 29 mai 1872.

(2) Académie de médecine, 2 juin 1874.

(3) Académie de médecine de Belgique et *Gaz. hebd.*, 1876, p. 761.

Dans ce cas les auteurs avaient trop accumulé le principe médicamenteux dans le sang. Ils avaient injecté 6 gr. de chloral en 12 minutes. La mort fut évidemment due, non à l'action sur le sang, mais à l'effet toxique sur le système nerveux et le cœur.

Aucun des autres sujets ne présenta d'accidents graves, parfois une albuminurie passagère. Deux fois il y eut une hématurie momentanée et sans conséquence.

Quand on étudie l'action du chloral sur le sang *in vitro*, on est étonné de l'innocuité des solutions employées par Oré, Deneffe et Van Vetter, et l'on est porté à accorder aux hématies dans leur milieu naturel la faculté de défense dont nous avons déjà parlé, portée à un très haut degré.

Néanmoins la pratique de ces observateurs était téméraire. Pourquoi remplacer l'anesthésie éthérée ou chloroformique par un moyen plus dangereux ?

Vulpian, en recommandant d'étendre au double la solution d'Oré, indiquait une solution encore beaucoup trop forte, et malgré cette atténuation on doit condamner cette méthode d'anesthésie.

Le véritable mérite d'Oré n'en subsiste pas moins. Il a employé le premier un moyen puissant. On doit modifier son procédé et le réserver pour certains cas pathologiques menaçants.

Mais avant d'établir exactement ses indications et son mode d'emploi j'exposerai les cas où j'en ai fait usage. J'y trouverai des enseignements, surtout en y joignant l'étude de l'action du choral sur le sang.

Obs. I. — Il y a quelques années on amena dans mon service un enfant de 13 ou 14 ans exerçant la profession de berger. Son chien avait été poursuivi par un autre chien furieux et en voulant le défendre il avait été mordu, six semaines auparavant ; mais il nous le cacha d'abord avec soin sur la recommandation de ses parents.

Il fut amené à l'Hôtel-Dieu le soir dans un moment de calme et sans qu'on soupçonnât qu'il fût enragé. Le voyant agité la sœur de garde lui présenta une potion calmante. Ce fut l'occasion d'un violent spasme pharyngien.

Le malade non seulement repoussa violemment la tasse qu'on lui présenta, mais pris d'un accès de terreur délirante, il s'enfuit sans vêtements jusque dans l'escalier du dôme de l'Hôtel-Dieu. Ce fut là qu'on put le rejoindre et le ramener à son lit.

Plusieurs tentatives faites pour lui faire ingérer des boissons le mirent dans un état d'anxiété extrême et menacèrent de réveiller le paroxysme.

Appelé auprès de lui, et ayant lu récemment l'observation d'Hanot qui avait employé dans un cas de rage les injections veineuses de chloral et avait obtenu la sédation des accès de dyspnée et de spasme pharyngien, et me fiant trop aux assertions d'Oré sur le titre à employer, j'injectai dans une veine du pli du coude 2 gr. de chloral dissous dans 6 gr. d'eau.

Le sommeil calme se produisit presque immédiatement. Le malade ne se réveilla que le matin. Il m'affirma n'avoir jamais eu de repos plus profond et plus agréable, ayant, dit-il, rêvé toute la nuit qu'il était auprès d'une fontaine et se désaltérait abondamment.

Néanmoins, il fut impossible de lui faire absorber la moindre goutte de liquide. Craignant le retour des spasmes violents et considérant le calme de la nuit, je me décidai à lui injecter de nouveau 1 gr. de chloral.

Immédiatement après l'injection il tomba dans un sommeil comateux avec irrégularité de la respiration et du pouls, parfois respiration suspirieuse profonde, parfois suspension totale, alternatives de congestion extrême de la face et de pâleur. Cet état persista deux heures. Les excitants cutanés employés ne produirent aucun effet, l'anesthésie étant absolue. La respiration s'embarrassa de plus en plus, devint stertoreuse, le pouls de plus en plus accéléré, irrégulier et faible, et le malade succomba dans un coma profond environ trois heures après la dernière injection de chloral. L'autopsie ne put être faite. J'appris le même jour de ses parents que le malade nous avait trompé et avait été mordu six semaines avant dans les circonstances que j'ai rapportées.

Cette issue funeste doit-elle être mise en entier sur le compte du chloral ? Je ne le pense pas. La rage par elle-même se termine assez souvent par des accidents de congestion pulmonaire et de troubles profonds de l'innervation dans le domaine du pneumogastrique pour qu'on puisse admettre qu'elle a été pour une part dans les accidents.

En tout cas le chloral n'a fait qu'avancer la terminaison fatale et a épargné au malade de cruelles souffrances.

Certainement, j'eusse procédé avec plus de prudence si j'avais pu craindre ce qui est arrivé, mais je n'hésiterais pas néanmoins à recourir au même moyen en accumulant moins les doses et surtout en diluant davantage le médicament si j'avais à traiter un hydrophobe, car c'est déjà un bénéfice énorme pour ces malheureux malades qu'un sommeil calme au lieu des crises terribles auxquelles ils sont en proie. J'espacerais davantage les injections, et surtout je n'injecterais jamais qu'un gramme à la fois et dans une solution diluée au vingtième ou au trentième, comme je l'indiquerai plus loin. — Dans le cas de Prévost (1) le chloral intraveineux dans la rage donna un sommeil calme, plus d'accès spasmodiques. Le malade s'affaiblit et mourut sans souffrances.

Prévost a constaté chez le même malade que dans la rage le chloroforme provoque des spasmes violents, le chloral intraveineux le sommeil calme.

Dans le cas de Bucquoy (2) et Hanot où l'injection fut faite avec une solution aqueuse au 1/10e, et où on introduisit ainsi 10 gr. de chloral en une fois, on obtint la résolution, le sommeil d'abord, puis le calme pendant 24 heures, mais l'urine devient sanguinolente. Le lendemain les convulsions hydrophobiques s'étant reproduites il fallut 20 gr. de chloral pour les faire cesser. On obtint deux heures de sommeil. Au réveil, spasme convulsif suivi immédiatement de mort.

Il est certain que le résultat obtenu fut moins favorable que dans celui de Prévost. On épargna cependant au malade de vives angoisses.

Il est étonnant qu'il ait fallu des doses aussi considérables pour obtenir un effet utile. Ce malade présentait certainement une résistance anormale à l'action du chloral.

Quatre ans après entrait dans mon service le malade dont suit l'observation. J'appliquai avec succès le même traitement, avec plus de réserve seulement dans les doses administrées. La tolérance était plus grande, le cas plus favorable, la maladie curable. Ce cas me paraît on ne peut plus instructif. Il importe de le rapporter en détail.

(1) *Gaz. hebd.*, 1870, p. 569.
(2) Soc. méd. des hôp., 26 juin 1874.

Obs. II. — *Tétanos subaigu suite de plaie contuse du pied traité avec succès par les injections intraveineuses de chloral.*

Le nommé L..., âgé de 39 ans, né à Lyon, exerçant la profession de maçon, entre à l'hôpital Saint-Pothin de Lyon, le 7 juin 1882. Ce malade est de grande taille, bien constitué, quoique ses muscles soient naturellement un peu grêles.

Son père est vivant et bien portant. Sa mère est morte à 55 ans d'une maladie dont il ne peut indiquer le nom, mais qu'il caractérise ainsi : elle souffrit pendant deux ans avant sa mort de douleurs de tête très vives qui s'accompagnaient de crises nerveuses pendant la nuit. Il a une sœur bien portante et a perdu un frère en bas âge à la suite d'une fracture de la colonne vertébrale. Étant enfant, le sujet n'a pas eu d'autre maladie qu'une ophthalmie tenace qui ne guérit qu'au bout de cinq ans.

Il n'a pas gardé d'autre trace de cette maladie que de très légères nébulosités des deux cornées qui suffirent cependant pour le faire exempter du service militaire.

Il affirme n'avoir pas eu de maladie vénérienne.

Le malade s'est marié à 21 ans.

Sa femme est en bonne santé.

Ils ont eu six enfants, parmi lesquels quatre sont morts en bas âge : deux du croup, deux du choléra infantile.

Sa santé resta très bonne jusqu'à ces derniers temps.

Il y a quatre ans il eut des ennuis de famille, des discussions d'intérêt avec ses parents et sa femme.

Il quitta celle-ci et se mit à se livrer à des excès de boisson. Il buvait en moyenne deux à trois litres de vin par jour et souvent de l'eau-de-vie. Il lui arrivait de souffrir d'une alimentation insuffisante.

Quatre semaines avant son entrée il eut le gros orteil du pied gauche pris sous une pierre très lourde et il en résulta une plaie contuse qui le fit peu soufffrir, ne l'obligea à quitter son travail que peu de temps et se cicatrisa rapidement sans que la cicatrice ait été douloureuse à aucun moment.

Pendant les jours qui ont précédé l'invasion de la maladie actuelle, il s'est fatigué outre mesure et a marché beaucoup.

Il n'éprouva néanmoins aucun malaise immédiat, et le 31 mai il se coucha en bonne santé.

Il se réveilla le lendemain avec du mal de gorge, de la difficulté à ouvrir la bouche et une douleur qu'il qualifie de barrement dans le ventre et dans les reins. Il essaya de travailler, mais il ne pouvait se baisser. Il dut se recoucher et resta alité pendant cinq ou six jours.

Pendant ce temps-là les symptômes augmentèrent d'intensité, la difficulté d'ouvrir la bouche s'accrut.

Trois jours avant son entrée, pendant la nuit les muscles masticateurs se contractèrent brusquement et violemment, il grinça involontairement des dents et il se mordit fortement la langue sans qu'il y ait eu la moindre perte de connaissance.

Malgré les douleurs de reins et la raideur du dos, il vint à Lyon chez son père à pied du village de Vaux-en-Velin, qui est situé à 8 kilomètres, marchant à grand'peine, car il commençait à se produire un certain degré de raideur des jambes et se remuant, dit-il, tout d'une pièce.

Au moment de son entrée on constate un trismus très prononcé. Le malade ne peut écarter les dents, et c'est à peine si les aliments liquides et le potage peuvent être introduits.

Les mouvements d'inclinaison et de rotation de la tête sont devenus absolument impossibles. La contracture des muscles des gouttières vertébrales empêche le malade de s'asseoir sur son lit. Le malade se lève très difficilement et tout d'une pièce. Les muscles du membre inférieur droit sont fortement contracturés depuis le matin seulement, et ce membre est dans l'extension. Ceux du membre inférieur gauche sont contracturés à un moindre degré.

Les mouvements que le malade essaye de faire provoquent des tremblements convulsifs dans les jambes.

Les mouvements sont complètement normaux dans les membres supérieurs.

Il éprouve des douleurs dans toute la colonne vertébrale et des lancées qui parcourent de temps en temps les membres inférieurs. La pression provoque une douleur légère dans la région cervicale et au sacrum.

La sensibilité est intacte partout.

Les renseignements précédents ont été notés le soir de son entrée.

Le lendemain à la visite la contracture a augmenté d'intensité partout. Les deux membres inférieurs sont complètement raides et dans l'extension. La tête est immobile, renversée en arrière. L'opisthotonos est tellement prononcé qu'on peut soulever le malade par l'occiput et qu'il reste appuyé seulement sur les talons absolument raide comme une planche.

Le trismus est très prononcé.

La température est de 37°,5, peu élevée, on le voit, contrairement à ce qui se produit d'habitude.

On constate les traces de la plaie contuse du gros orteil complètement cicatrisé.

Le traitement institué consiste dans des injections intraveineuses de chloral. Pour tâter la susceptibité du malade je commence par une dose très faible, soit 10 centigrammes sur 4 grammes d'eau, au moyen d'une seringue en verre de cette contenance et d'un trocart capillaire qui se visse à son extrémité. Je commence par faire une ligature sur le bras droit pour faire gonfler les veines ; j'introduis le trocart dans la veine médiane céphalique, très obliquement, presque parallèlement au vaisseau pour éviter de traverser la paroi opposée ; dès que le sang chassant l'air que contient le trocart apparaît à son embouchure, je fais enlever la ligature par un aide, j'adapte rapidement la seringue soigneusement purgée de toute bulle d'air, et je pousse très lentement le liquide dans le vaisseau, puis je retire le trocart et je place sur la piqûre une compresse d'eau froide. Nous reparlerons tout à l'heure de quelques détails importants de l'opération. Le malade accuse une douleur assez vive le long du trajet de la veine céphalique jusqu'à l'aisselle et une sensation de bourdonnement dans les oreilles. Ces symptômes se calment au bout d'une minute environ et le malade ne présente plus aucun changement appréciable dans son état.

Deux nouvelles injections de 10 centigrammes à midi et de 15 centigrammes de chloral à trois heures sont faites avec les mêmes précautions et sans amener plus de troubles physiologiques.

Dans l'intervalle, on a administré également par la voie sous-cutanée 2[illegible] centigrammes de chlorhydrate de pilocarpine qui n'ont provoqué qu'une sudation très faible.

Le chloral à petite dose dans les veines n'ayant amené aucun effet physiologique ou thérapeutique appréciable, et d'autre part aucun trouble fonctionnel inquiétant, je me décide à sept heures du soir à injecter une quantité beaucoup plus forte, 1 gr. 30 pour 4 grammes d'eau. Je l'introduis dans la veine médiane céphalique gauche avec les mêmes précautions que précédemment.

Les phénomènes douloureux sous forme de brûlure irradiée le long du vaisseau sont un peu plus intenses qu'avec la solution faible ; les bourdonnements ne sont pas plus marqués. Tout se dissipe en une ou deux minutes.

Très peu de temps après le trismus a un peu diminué, le malade dit qu'il se sent mieux, mais la raideur du tronc est la même. Il est très altéré. Deux doses de vin de pharmacie et un litre d'eau panée vineuse à prendre par petites fractions.

La température est toujours basse.

A onze heures du soir, nouvelle injection de nitrate de pilocarpine qui amène très peu de sudation et pas de salivation.

L'état du malade est à peu près le même malgré son dire.

Sollicité de se lever, il ne peut s'asseoir, il est toujours raide et ne peut se mouvoir que tout d'une pièce.

J'ordonne pour la nuit une potion avec 3 grammes de chloral à prendre par fraction toutes les deux heures.

9 juin. La nuit a été calme, le malade a pu dormir quelques heures, mais la durée du sommeil n'a pas été en rapport avec la quantité de chloral absorbée. Amélioration réelle. Le trismus est moins fort. Le malade peut écarter un peu les arcades dentaires et peut tirer la langue. Il dit avoir faim. On lui donne un potage léger à quatre heures et demie.

A six heures, injection sous-cutanée de 1 centigr. de nitrate de pilocarpine. Même effet qu'antérieurement.

A dix heures et à trois heures, deux nouvelles injections intraveineuses de chloral de 1 gr. 30 chacune sur 4 gr. d'eau dans la basilique gauche. Les piqûres d'hier n'ont amené ni inflammation cutanée ni symptôme de phlébite.

Après la première et surtout après la seconde, l'amélioration s'est accentuée beaucoup. La contracture des membres inférieurs a presque disparu. Quelques mouvements de latéralité sont possibles dans la région cervicale.

On pratique à une heure, sept heures et minuit trois nouvelles piqûres de nitrate de pilocarpine de 1 centigramme qui n'amènent que de la moiteur. Les urines sont normales. Pas d'hématurie. Potion avec 6 grammes de chloral pour la nuit.

10 juin. Matin. Le mieux est évident. Le trismus est beaucoup moins fort. Mouvements de latéralité de la tête faciles ; la contracture des membres inférieurs a presque cédé. La raideur subsiste seulement très forte dans la région sacro-lombaire.

On continue les injections de pilocarpine à la même dose en raison de quatre par jour, avec le même effet, mention que nous ne répéterons pas.

A dix heures du matin, injection dans la basilique droite de 2 grammes de chloral avec 10 grammes d'eau avec une nouvelle seringue de cette capacité et pouvant s'adapter au trocart capillaire à frottement sans vis, ce qui rend l'opération plus rapide et permet d'éviter presque complètement que le sang contenu dans la canule fuse dans le corps de pompe et se mêle à la solution de chloral, phénomène qui s'était produit pendant les injections précédentes amenant dans le liquide la formation de petits fragments de magma sans consistance, ne ressemblant en rien à des caillots, mais formés de globules plus ou moins altérés qu'on avait dû injecter dans les veines avec la solution, ce qui n'avait amené aucune perturbation physiologique appréciable, mais était cependant bon à éviter.

La dose injectée, quoique plus forte, n'amène pas d'autres troubles fonctionnels que ceux déjà indiqués au premier moment ; mais une demi-heure après le malade accuse une crampe douloureuse dans les jambes et les cuisses et une sensation de bouillonnement qui paraît siéger dans les vaisseaux des membres. Mais ces symptômes assez intenses ne durent que trois minutes.

A six heures du soir on observe sur le bras droit un peu de rougeur diffuse et de gonflement autour des veines au pli du coude dans l'étendue de deux ou trois centimètres. Peu de douleur à la pression. La température reste à 37°,4. Amélioration très notable des symptômes de contracture.

Par prudence, en raison des symptômes inflammatoires locaux, on renvoie la deuxième injection intraveineuse au lendemain et on ordonne 8 gr. de chloral en potion.

Les urines restent limpides et sans albumine. A dix heures le malade dort calme.

Le 11 juin, la nuit a été calme ; la raideur diminue de plus en plus. Plus de contracture aux membres inférieurs. Le malade peut s'asseoir sur son lit, mange avec appétit.

L'état du bras s'est amélioré. On y a tenu des cataplasmes toute la nuit. La rougeur a diminué, peu de gonflement, pas de douleur à la pression ; mais les veines basiliques des deux côtés sont un peu dures, comme si leurs parois étaient épaissies. On suspend définitivement les injections de chloral et de pilocarpine.

Potion avec 10 gr. de chloral à prendre dans les vingt-quatre heures.

Quoiqu'il ait appétit, le malade ne peut prendre que des potages.

Le 12 juin, la raideur diminue de plus en plus. Le malade s'asseoit facilement, ouvre bien la bouche, a cependant encore un peu de peine à se pencher en avant.

Neuf heures de sommeil calme cette nuit. Pas de somnolence dans la journée.

L'appétit revient, on alimente le malade. Constipation opiniâtre depuis douze jours. Potion avec 10 gr. de chloral.

Lavement purgatif.

Le 13 juin. Sommeil prolongé, mais naturel. Réveil facile. La rigidité musculaire a presque disparu. Encore un peu de difficulté à ouvrir complètement la bouche. Appétit bon. Potion avec 5 gr. de chloral.

14 juin. Cette nuit, le malade a pris une contracture brusque des muscles élévateurs de la mâchoire. Il s'est mordu la langue ; un peu plus de raideur des muscles de la nuque. Trois ou quatre selles liquides par le lavement purgatif.

Potion avec 10 gr. de chloral.

16 juin. Depuis qu'il a repris 10 gr. de chloral, le malade dort presque continuellement. On diminue la dose à 6 gr. On constate que la veine basilique droite forme un cordon dur au pli du coude. La gauche est également un peu indurée. Bon appétit.

19 juin. Raideur des muscles de la région postérieure du tronc et du cou graduellement diminuée. Les membres inférieurs présentent au contraire encore une raideur notable qui s'accentue de temps en temps sous la forme de contracture véritable à la fois des extenseurs et des fléchisseurs, de sorte que tout le membre est momentanément absolument rigide. Cela s'observe surtout à gauche. Encore légère contracture du masséter empêchant l'ouverture complète de la bouche.

Le chloral donne beaucoup de sommeil toute la nuit et une partie de la journée, mais un sommeil normal, non stertoreux, dont le malade sort facilement. Beaucoup d'appétit.

19 juin. Sous l'influence d'une émotion violente, le malade a été pris d'une contracture douloureuse dans les membres inférieurs qui a duré 1 heure 1/2. Deux injections de pilocarpine ont amené de la sueur. Il a été soulagé après la première.

On porte le chloral à 12 gr.

20 juin. Chloral, 10 gr.

21 juin. Peu de somnolence la nuit. Mais ce matin on a peine à le tenir éveillé. Pas de nouvelles contractures. Le malade a souffert beaucoup depuis hier d'une névralgie du maxillaire inférieur avec douleur dans les dents. Appétit, digestion bonne. On réduit le chloral à 6 gr.

23 juin. Le malade est resté levé deux heures dans la journée ; marche plus facile. Cependant, de temps en temps encore un peu de raideur.

Il est évident que les deux médianes basiliques sont transformées en un cordon dur sur une étendue de 2 ou 3 centimètres.

Cette nuit, sommeil interrompu par quelques douleurs assez fortes le long du rachis, à partir de la 4e dorsale, s'irradiant dans les hanches.

26 juin. Le malade prend encore des raideurs subites dans les jambes qui l'empêchent de marcher.

On continue le chloral à 6 gr. Injection de pilocarpine, 2 centigr.

28. Sudation abondante par la pilocarpine. Il est resté levé 1 h. 1/2. Pas de raideur dans les jambes ; quelques crampes très passagères dans les muscles du cou et du dos.

30 juin. Le malade ne prend plus de raideurs. On réduit la dose de chloral à 4 gr.

3 juillet. État très bon, sauf un peu de douleur dans les masséters de temps en temps.

7 juillet. De temps en temps, un peu de raideur et de faiblesse de la jambe gauche. Le chloral à 4 gr. n'amène pas trop de sommeil. On le suspend. État très bon. Appétit. Le malade prend de l'embonpoint.

10 juillet. Le malade se plaint de douleurs un peu plus fortes dans les muscles des membres inférieurs et les masséters. Il lance les jambes et frappe le talon. Chloral, 5 gr.

18 juillet. L'amélioration continue sans aucune exacerbation nouvelle, mais le malade a encore un peu de raideur de la nuque et d'incertitude de la marche. On réduit le chloral à 4 gr.

24 juillet. Amélioration de plus en plus grande. On réduit le chloral à 3 grammes.

1er août. Quelques lancées dans les jambes et un peu de raideur dans la mâchoire. Chloral, 5 gr.

7 août. Amélioration graduelle. On réduit le chloral à 2 gr.

16 août. État général parfait. Plus de raideur.

Le malade sort. Il a été revu un an après en bonne santé

Je crois ce cas très démonstratif en faveur des injections intraveineuses de chloral dans le tétanos.

On ne pourra objecter que l'administration de fortes doses de chloral par les voies digestives eussent produit le même résultat.

Je ne crois pas que cette objection soit valable. La détente qui a commencé à se produire très peu de temps après la première injection forte, la détente immédiate qui a suivi les deux injections suivantes ne peuvent faire admettre cette interprétation. Il est vrai que le médicament a été administré simultanément par la bouche, mais à dose relativement faible, et l'effet utile a trop immédiatement suivi l'injection intraveineuse pour être mise sur le compte de l'absorption intestinale nécessairement lente. L'action évidemment utile du chloral par les voies digestives dans le tétanos ne se produit que par des doses de 12 à 14 grammes (voir les observations de Verneuil), et il a suffi ici de 2 gr. 60 par les veines pour produire une amélioration considérable. L'effet curatif complet s'est produit assez lentement, et a été plus tard aidé par l'administration par les voies digestives ; mais la démonstration n'en reste pas moins probante en faveur de la méthode que j'étudie et dont je n'ai pas la priorité, puisqu'elle a été proposée par Oré et employée par d'autres.

Il s'est produit, on l'a vu, dans ce cas une oblitération des veines du pli du coude ; mais je suis porté à croire qu'il s'est agi bien plus de phlébite oblitérante, cause de caillots secondaires que d'une coagulation primitive due à l'action du chloral sur le sang, car l'oblitération de la veine n'a pas été constatée dans les premiers instants qui ont suivi les injections, mais le lendemain seulement.

En tout cas, il est essentiel d'éviter cette complication qui n'a pas eu de conséquences fâcheuses dans ce cas, mais aurait pu entraîner des embolies et des infarctus pulmonaires, si des fragments des caillots formés s'étaient détachés et avaient été lancés dans la circulation veineuse, dans les cavités droites du cœur et dans l'artère pulmonaire. Le moyen d'éviter l'inflammation de la veine est d'employer le chloral assez dilué.

Quant à l'efficacité de ce moyen de traitement, Vulpian (1) a fait observer avec raison qu'il ne peut agir qu'avant la production de lésions médullaires irrémédiables.

Mais, employé à temps, il a amené la guérison dans un assez grand nombre de cas depuis la première observation favorable publiée par Oré (2).

On a souvent dit que la guérison ou la terminaison fatale dans le tétanos dépendait de l'acuité ou du caractère chronique de la maladie. Verneuil rejette cette distinction, et il admet que les tétanos les plus bénins en apparence par la lenteur de leur évolution peuvent déterminer la mort par les progrès de la contracture envahissant les muscles respiratoires.

Obs. III. — Cette observation a été reproduite en entier dans un travail que j'ai publié sur l'urémie par obstruction des voies d'excrétion (3). Je ne ferai que rappeler ici ce qui a trait au sujet qui nous occupe.

Il s'agissait d'une malade atteinte d'urémie délirante avec agitation extrême par anurie résultant de la compression des uretères par une tumeur cancéreuse utéro-ovarienne énorme. Une première injection de 5 gr. d'eau contenant 1 gr. 25 de chloral dans la médiane basilique n'amena qu'un calme relatif, cependant assez marqué.

L'agitation s'étant reproduite, je tentai une nouvelle injection ; mais les mouvements incessants m'empêchèrent de la pratiquer dans une veine du membre supérieur et je ne pus introduire que 0 gr. 25 de chloral dans une branche pédieuse de la saphène interne. Il n'y eut pas d'effet appréciable.

Quelques heures plus tard les accidents urémiques cédèrent, le cours de l'urine s'étant rétabli, mais pour entraîner plus tard la mort en se reproduisant sous une autre forme.

Évidemment, dans ce cas l'effet thérapeutique n'a pas été très marqué à cause de la quantité insuffisante introduite dans la circulation. Il a été cependant sensible, et je n'hési-

(1) *Progrès médical*, avril 1874.
(2) Acad. des sc., 2 mars 1874.
(3) *Lyon Médical*, 15 juin 1879.

terai pas dans un cas analogue à avoir recours au même moyen avec plus de persévérance.

Dans ce cas il ne se produisit pas de phlébite, ni de coagulation, malgré la concentration évidemment trop forte de la solution injectée.

Obs. IV. — J'eus l'occasion d'employer utilement cette méthode dans le cas suivant :

En 1885, en prenant un service à l'Hôtel-Dieu, je trouvai dans la salle Saint-Augustin au n° 22 un malade pour lequel on n'avait pu porter de diagnostic précis. Il était atteint par intervalle d'accès violents de douleurs dans la région stomacale avec vomissements de tous les aliments et de matières bilieuses, sans aucun autre symptôme appréciable, sans aucun signe de colique hépatique, sans aucune cause évidente. Après trois à cinq jours de souffrance, il revenait à un état parfait et reprenait l'appétit et les forces pour huit et parfois quinze jours, puis les accidents se reproduisaient. Quoiqu'il n'eût ni anesthésie, ni abolition des réflexes, je crus à des accidents de tabes dorsalis, à manifestations préataxiques anormales. Les injections sous-cutanées de morphine soulageaient d'abord le malades. Plus tard, les accès se renouvelant on fut obligé d'élever considérablement les doses. Enfin, vint un moment où, malgré ce moyen, on ne put obtenir le calme. Pendant une dernière crise le malade me demandant le soulagement à grands cris, je me décidai à lui faire dans une veine du pli du coude une première injection de chloral à 1 sur 4 d'eau, puis une seconde à la suite de laquelle il tomba dans un sommeil profond où il resta jusqu'au lendemain. Il se réveilla sans le moindre malaise. Il eut le jour suivant un peu d'albuminurie passagère.

Plus tard, les accidents douloureux, intermittents persistèrent, le malade passa en chirurgie pour un abcès de la cuisse. Je le perdis de vue. Il mourut longtemps après, et je ne sus quels avaient été les accidents ultimes. L'autopsie ne révéla absolument rien qui put justifier les symptômes. Mais l'examen microscopique de la moelle ne fut pas fait.

Ce n'est que très postérieurement à ces divers cas où je m'étais appuyé à tort sur les observations d'Oré pour employer une solution concentrée, que j'étudiai avec soin l'action du chloral sur le sang, étude qui, je ne crains pas de le reconnaître eût dû précéder l'application de la méthode.

Une des premières thèses soutenues à la Faculté de Lyon par M. Charbonnel-Salles m'apprit que l'introduction d'une quantité notable d'eau que je redoutais à tort n'était pas à craindre.

Je constatai que le chloral au 1/5, titre indiqué par M. Vulpian, était encore très nuisible aux globules du sang, qu'il les transformait d'abord en corps ratatinés et amenait la désintégration de leur stroma sous la forme de débris filamenteux et qu'il fallait porter la dilution au titre de 1/20 au moins pour amener simplement un gonflement notable du stroma, action qu'on peut penser être beaucoup moins prononcée dans le sang circulant que dans les préparations *in vitro* et ne pas amener la mort des globules touchés les premiers dans la veine, grâce à la dilution rapide due à la circulation et à la défense beaucoup plus marquée des globules contenus dans les vaisseaux par le mécanisme que j'ai déjà indiqué plus haut.

Dans l'avenir, je n'injecterai même, pour des cas analogues, que des solutions à 1 gr. sur 30 ou 40 pour être absolument sûr de ne pas produire la moindre altération.

Quoique la coagulation intraveineuse et la phlébite aient été rares, et que ces deux accidents n'aient pas été observés dans les cas d'Oré et chez les 36 sujets de Deneffe et Van Vetter, quoique dans le cas mortel rapporté par eux ils n'aient constaté à l'autopsie aucun caillot, ni trace de l'inflammation de la veine, nous devons avoir présents les cas malheureux de Cruveilhier, Léon Labbé, Tillaux (1) où il se produisit des coagulations étendues et mortelles (mais avec injection brusque de solutions concentrées et de doses énormes), et je n'oublierai pas que mon tétanique a eu des phlébites.

L'action coagulante du chloral a été l'objet de controverses. Porta l'affirme ; Miahle, par contre, a montré que le chloral, mélangé en quantité faible à une solution d'albumine, ne la coagule pas, qu'une quantité forte la coagule, mais que la combinaison insoluble se dissout. Il conclut que l'injection intraveineuse de chloral ne présente aucun danger si elle est faite convenablement.

C'est aussi mon avis, et je suis persuadé que cet effet fâ-

(1) Dictionnaire encyclopédique, art. CHLORAL.

cheux, non plus que l'inflammation des veines, ne s'observera jamais avec des solutions faibles.

Serait-il opportun d'empêcher l'action coagulante du chloral en y ajoutant, comme on l'a conseillé, du carbonate de soude ? Je n'ai pas étudié cette question, mais je me défie du carbonate de soude à cause de son action altérante sur les hématies.

L'hématurie, ou pour mieux dire l'hémoglobinurie, malgré la concentration des doses, n'a été observée dans aucun de mes cas.

Cette conséquence de la destruction des globules est, en somme, rare.

Vulpian, sur 70 expériences chez les chiens, ne l'a observée que deux fois, mais dans ces cas les reins présentaient à l'autopsie une vive inflammation.

On évitera également cet accident par la faible concentration des solutions.

L'albuminurie n'a été constatée que chez un seul de mes malades. Elle a été passagère et sans conséquence fâcheuse. Il est probable qu'elle peut être attribuée à l'action altérante du chloral sur la sérine quand il arrive en trop grande quantité ou à un état de concentration trop marquée au contact du sang. Une dilution suffisante empêchera toujours cet accident.

Il est en tout cas très important d'examiner avec soin les urines rendues après chaque injection, même en employant une solution étendue, et de suspendre au moins momentanément leur emploi, ou de diluer davantage encore le chloral employé si la matière colorante du sang et une notable proportion d'albumine apparaît dans ce produit de sécrétion.

Il est non moins important de surveiller attentivement le pouls, le cœur et le respiration. Quand le chloral agit à dose toxique, il est probable qu'il porte son action, soit sur l'endocarde (action irritante pouvant entraîner la syncope par action réflexe sur les cellules d'origine du pneumogastrique), soit sur les filets nerveux pulmonaires ou cardiaques dépendant de ce nerf, soit sur les origines ou le tronc des nerfs respiratoires ; en un mot, sur les centres nerveux respiratoires et cardiaques et sur les nerfs qui en émanent.

Dans le cas où des troubles cardiaques (ralentissement extrême, irrégularité, faiblesse du cœur et du pouls), syncope, irrégularité ou suspension de la respiration, accidents de stase pulmonaire se produiraient après une première injection, il faudrait parer à ces accidents par tous les moyens habituellement employés, excitation énergique des téguments, marteau de Mayor, courants faradiques appliqués sur le thorax et la région du cœur, respiration artificielle.

Deneffe et Van Vetter disent dans le cas mortel qu'ils ont observé avoir ranimé momentanément les mouvements du cœur par l'électrisation des phréniques et des pneumogastriques, ce qui me paraît au moins pour le dernier nerf contraire aux notions admises en physiologie.

L'action toxique du chloral sur l'encéphale, le sommeil soporeux et prolongé exigera l'emploi des mêmes moyens.

On se souviendra que le chloral, d'après les recherches de F. Frank (1), agit lorsqu'il est concentré par irritation de l'endocarde amenant l'arrêt du cœur et par action réflexe celui des mouvements respiratoires.

En tout cas, si des accidents semblables se produisaient après la première injection ou les suivantes, en raison d'une sensibilité extrême du sujet à l'action du chloral, alors même qu'ils auraient été facilement combattus et enrayés par des moyens appropriés, il faudrait apporter une prudence extrême dans la continuation du traitement, diminuer encore la concentration et le poids total du chloral introduit dans les injections subséquentes.

Je crois d'ailleurs qu'on aura très rarement à redouter ces accidents si l'on emploie une solution étendue, si l'injection est faite très lentement.

La dose injectée pourra être le plus souvent d'un gramme, en une fois, en répétant l'injection toutes les six ou sept heures. Je ne pense pas qu'on doive dépasser 3 ou 4 gr. en

(1) Soc. de biol., 28 juillet 1877.

vingt-quatre heures, mais cela dépend essentiellement de l'effet produit, de la gravité et de la résistance des accidents au traitement et de la tolérance du sujet.

Pour se mettre à l'abri du danger qu'entraînerait une sensibilité idiosyncrasique du sujet, il sera bon, comme je l'ai fait chez mon malade atteint de tétanos, de commencer par deux ou trois injections à titre très faible : 0 gr. 10 pour 20 gr. d'eau, puis 0 gr. 30, puis 0 gr. 50, et en n'augmentant la proportion et le poids absolu de chloral injecté que graduellement, et en se basant sur l'examen attentif de toutes les fonctions dont nous avons indiqué la surveillance comme nécessaire. Les premières injections seront beaucoup plus rapprochées, de demi-heure en demi-heure, jusqu'au moment où la dose maxima de 1 gr., ou moins, si le sujet donne des signes de sensibilité spéciale, sera démontrée être bien tolérée.

Nous n'oublierons jamais, en tous cas, que ce moyen de traitement doit être réservé pour des cas de danger menaçant et qu'en l'employant sans mesure, en faisant des injections trop copieuses, trop rapides et avec une solution trop concentrée, Vulpian, sur 70 cas d'expériences chez les chiens, a vu 8 cas mortels pendant l'injection.

Actuellement, et sauf observations ultérieures, les indications de leur emploi existent seulement :

1° Dans la rage ;

2° Dans le tétanos ;

3° Dans l'urémie délirante ou convulsive et l'éclampsie puerpérale qu'on peut ranger avec elle ;

4° Dans le delirium tremens non modifié par d'autres moyens thérapeutiques et menaçant réellement la vie ;

5° Dans le traitement de l'empoisonnement par la strychnine, ainsi que l'a employé Oré (1) ;

(1) Faucon (de Lille) a employé avec succès le chloral dans un cas semblable, mais en injections sous-cutanées. Il a été obligé pour diluer assez et ne pas déterminer d'inflammation de faire 120 piqûres. (*Dict. de méd. et de chir. prat.*, art. CHLORAL.)

6° Dans certains cas exceptionnels de maladies diverses entraînant des douleurs intolérables ne pouvant être calmées par les injections sous-cutanées de morphine.

J'aurais à m'étendre longuement sur la différence d'action du chloral injecté dans les veines et de celle qu'il exerce, même administré aux doses énormes de 12 et 14 gr. par la voie digestive, comme on l'a fait dans le tétanos, et sur la supériorité manifeste de doses trois fois moindres injectées dans le sang. Je reprendrai cette question dans un travail ultérieur.

IV. — *Remarques complémentaires sur le manuel opératoire des injections intraveineuses.*

Ce que nous avons dit à propos des injections salines sur le mécanisme du mélange avec le sang et les conditions à réaliser pour réduire au minimum l'action sur les globules les premiers en contact avec la substance injectée est applicable en tous points aux injections médicamenteuses. La seule différence est que la quantité injectée étant plus faible, le mélange avec la totalité du sang qu'on doit chercher à réaliser rapidement exigera un temps moins long en raison du faible volume du liquide, la lenteur d'introduction étant la même.

Une solution de lactate de quinine, 0 gr. 50 à 1 gr. pour 20 d'eau distillée, ou de chloral, 1 gr. pour 30 gr. d'eau, pourra être injectée en une seule fois.

Le liquide devra être parfaitement filtré et limpide.

La seringue de verre devra avoir une capacité au moins égale à celle du liquide.

S'il s'agit d'apomorphine, la dose n'étant que de 1 ou 2 centigr., l'injection sera contenue dans une seringue de Pravaz d'un centimètre cube de capacité.

Pour les injections salines, les appareils compliqués, l'irrigateur employé par Dujardin-Beaumetz doivent être rejetés. Ils ne permettent pas de se défendre assez contre l'introduction des bulles d'air. Il faudra utiliser une seringue de verre de 200 gr. de capacité pouvant s'adapter à une aiguille creuse très fine. La seringue de l'appareil de Dieulafoy peut être utilisée.

Dans tous les cas le liquide sera tiédi à 37° et soigneusement aseptisé par une ébullition suffisamment prolongée. Il serait utile d'employer les modèles de seringue aseptique à piston de moelle de sureau préconisés par d'Arsonval et Malassez, les pistons de cuir étant altérés par la chaleur; mais il ne sera guère possible d'en construire d'assez grande capacité.

Si l'on est obligé d'employer une seringue à piston de cuir on aseptisera le corps et la canule par l'eau bouillante et on lavera d'une façon prolongée le piston dans une solution de sublimé à 5 p. 1000 en la faisant pénétrer avec soin dans toutes les rainures et interstices, puis de même dans l'eau distillée bouillie.

La seringue ne devra pas contenir la moindre bulle d'air. Pour s'en assurer quand on l'aura remplie par aspiration on la retournera verticalement en sens inverse. S'il y a des bulles d'air elles deviendront facilement visibles, car elles traverseront le liquide en se portant en haut, et il sera facile en retournant l'instrument de nouveau de les chasser par l'orifice en penchant très légèrement l'instrument de côté et d'autre pour les amener à l'ouverture et en poussant très légèrement le piston.

Ce sont les veines du pli du coude ou de l'avant-bras, qui sauf indication spéciale (comme dans mon observation III), doivent être préférées, la radiale ou la médiane céphalique ou la basilique si elle est seule apparente ou qu'on ait à recourir à plusieurs veines successivement.

Il est absolument inutile et dangereux de dénuder la veine et même de la disséquer et de la soulever sur une sonde cannelée, comme l'ont fait autrefois Dujardin-Beaumetz et Cruveilhier.

On lie le membre au-dessus du point choisi comme pour la saignée, puis les veines étant gonflées, on introduit obliquement, presque parallèlement à l'axe du vaisseau, une longueur de un centimètre d'une aiguille fine, creuse, facilement adaptable à la seringue prête à être employée.

En piquant la veine bien sur le milieu il faut avoir grand soin de ne pas la traverser de part en part. On reconnaît qu'on a pénétré dans sa lumière quand il sort par l'extrémité libre de la canule une goutte de sang veineux, noir. Il faut attendre ce moment pour adapter la seringue remplie exactement jusqu'à l'orifice.

L'issue du sang attendue a le double avantage de donner la certitude qu'on a bien pénétré dans la veine et de chasser tout l'air que contient l'aiguille.

On enlève alors le lien et l'on pratique l'injection en poussant le piston très régulièrement et avec une lenteur extrême.

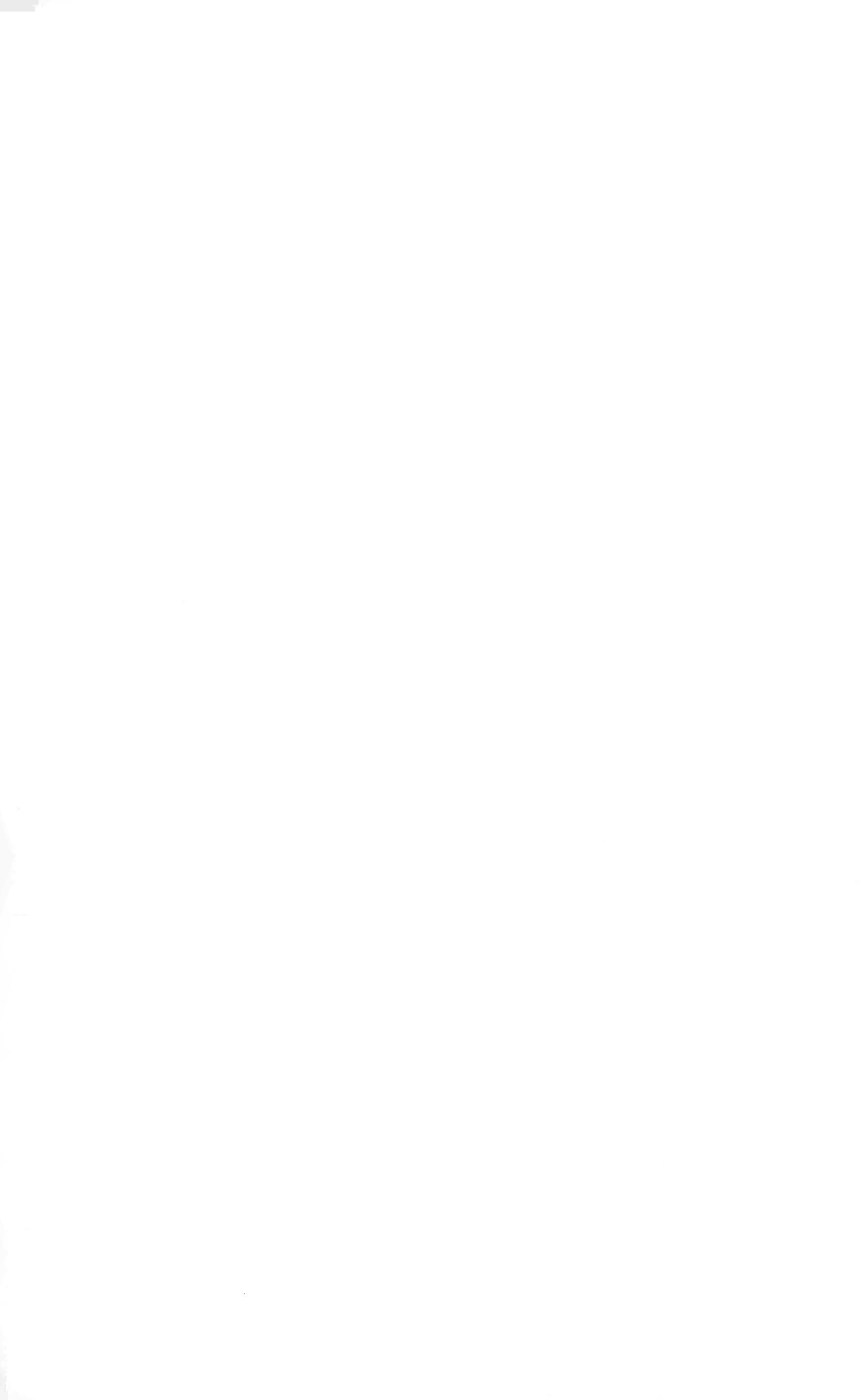

www.ingramcontent.com/pod-product-compliance
Ingram Content Group UK Ltd.
Pitfield, Milton Keynes, MK11 3LW, UK
UKHW020957220726
13924UKWH00002B/736